DANGERS RÉSULTANT

DU TRAITEMENT ÉLECTRIQUE

DES

TUMEURS FIBREUSES DE L'UTÉRUS

GANGRÈNE ET INFECTION

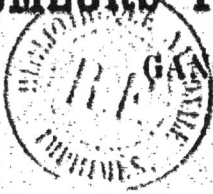

PAR

Henri GALINA

DOCTEUR EN MÉDECINE

ANCIEN INTERNE DES HOPITAUX

ANCIEN CHEF DE CLINIQUE DE L'ÉCOLE DE MÉDECINE DE LIMOGES

Médaille d'argent

MONTPELLIER

IMPRIMERIE G. FIRMIN, MONTANE et SICARDI

Rue Ferdinand-Fabre et Quai du Verdanson

1908

DANGERS RÉSULTANT

DU TRAITEMENT ÉLECTRIQUE

DES

TUMEURS FIBREUSES DE L'UTÉRUS

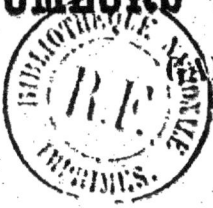

GANGRÈNE ET INFECTION

PAR

Henri GALINA

DOCTEUR EN MÉDECINE

ANCIEN INTERNE DES HOPITAUX

ANCIEN CHEF DE CLINIQUE DE L'ÉCOLE DE MÉDECINE DE LIMOGES

Médaille d'argent

MONTPELLIER

IMPRIMERIE G. FIRMIN, MONTANE ET SICARDI

Rue Ferdinand-Fabre et Quai du Verdanson

1908

A LA MÉMOIRE DE MA MÈRE VÉNÉRÉE

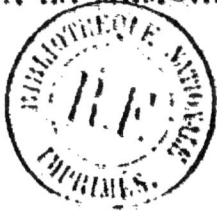

MEIS ET AMICIS

H. GALINA.

A NOS PREMIERS MAITRES
DE L'ÉCOLE DE MÉDECINE DE LIMOGES :

MONSIEUR LE DOCTEUR CHENIEUX
PROFESSEUR DE CLINIQUE CHIRURGICALE

MONSIEUR LE DOCTEUR THOUVENET
PROFESSEUR DE CLINIQUE MÉDICALE

MONSIEUR LE DOCTEUR DONNET
CHIRURGIEN DES HOPITAUX

A NOS MAITRES
DE LA FACULTÉ DE MÉDECINE DE PARIS

MONSIEUR LE DOCTEUR S. POZZI
PROFESSEUR DE CLINIQUE GYNÉCOLOGIQUE

MONSIEUR LE DOCTEUR MAYGRIER
PROFESSEUR DE CLINIQUE OBSTÉTRICALE

MONSIEUR LE DOCTEUR H. GERAUD
SUPPLÉANT DE CHIRURGIE A L'HOPITAL BEAUJON

H. GALINA

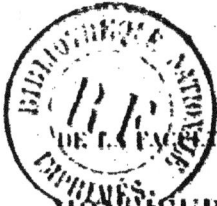

A NOS MAITRES
DE LA FACULTÉ DE MÉDECINE DE MONTPELLIER

MONSIEUR LE DOCTEUR TÉDENAT

PROFESSEUR DE CLINIQUE CHIRURGICALE

CHEVALIER DE LA LÉGION D'HONNEUR

MONSIEUR LE DOCTEUR CARRIEU

PROFESSEUR DE CLINIQUE MÉDICALE

MONSIEUR LE DOCTEUR SOUBEIRAN

PROFESSEUR AGRÉGÉ

A MON AMI LE DOCTEUR

JEAN ESTÉOULE DE LA FACULTÉ DE PARIS

C'est à M. le docteur JAYLE
de Paris que nous devons le
sujet de cette étude. Nous l'en
remercions bien sincèrement.

H. GALINA.

A MON PRÉSIDENT DE THÈSE

MONSIEUR LE DOCTEUR DE ROUVILLE

PROFESSEUR DE CLINIQUE GYNÉCOLOGIQUE

Mon cher Maître,

Permettez-moi de vous remercier bien sincèrement de l'honneur que vous me faites en acceptant la présidence de cette thèse. Merci aussi pour l'intérêt tout particulier dont vous n'avez cessé de me donner tant de preuves.

H. GALINA.

DANGERS RÉSULTANT

DU TRAITEMENT ÉLECTRIQUE

DES

TUMEURS FIBREUSES DE L'UTÉRUS

GANGRÈNE ET INFECTION

I

EXPOSÉ DU SUJET

Nous avons eu l'occasion d'observer, dans le service de notre maître, M. le Professeur Pozzi, plusieurs cas de fibro-myomes de l'utérus expulsés à la suite de leur traitement par l'électricité, le courant galvanique ayant déterminé la gangrène de la tumeur fibreuse et provoqué consécutivement l'infection du muscle utérin.

Nous avons pensé qu'il serait intéressant de rechercher les cas semblables imputables à l'électrisation et de montrer les inconvénients dérivés de l'emploi intempestif de l'électricité dans le traitement des fibromes de l'utérus.

Ce sujet étant purement clinique, nous négligerons, de parti pris, l'étude du courant électrique, de sa forme et de son mode d'emploi.

Il est, en effet, reconnu que le courant continu est le plus efficace dans le traitement des affections de la matrice.

Nous ne nous occuperons donc que de la destinée des fibromes soumis au traitement galvanique, nous efforçant de montrer les dangers auxquels on expose la malade et qui aboutissent, parfois, à la gangrène du fibrome et à l'infection utérine.

Par lui-même, le fibrome ne constitue pas un danger immédiat. On peut vivre longtemps avec une tumeur volumineuse. Le danger n'existe que lorsque apparaissent les hémorragies. La vie de la femme étant alors en jeu, il faut arrêter à tout prix ces pertes de sang. Aujourd'hui, tout le monde s'accorde à dire que dans les hémorragies du fibrome, l'électrisation est le traitement *palliatif* le plus efficace (1).

On a été plus loin : certains ont voulu voir dans l'électricité un traitement curateur de la tumeur elle-même. Mais, en général, les résultats obtenus ne sont pas favorables à ce mode de traitement, malgré les cas dans lesquels on a pu constater une amélioration passagère.

Les applications électriques ont, le plus souvent, provoqué le sphacèle du fibrome, la nécrose déterminant, en outre, l'infection du muscle utérin.

On a enfin observé, dans quelques cas, le développement *concomitant* d'un épithélioma du corps de l'utérus et la transformation de la tumeur fibreuse bénigne en tumeur nettement maligne.

Partant de ces données, et après avoir passé en revue

_____

(1) Zimmern. Thèse, Paris, 1901.

l'histoire de cette question, nous étudierons rapidement l'action thérapeutique du courant électrique sur le muscle utérin et nous nous attacherons à démontrer l'action de l'électricité sur le symptôme hémorragie d'une part, sur la tumeur fibreuse d'autre part. Nous arriverons ainsi à l'étude du mécanisme de la mort des fibro-myomes, par nécrobiose et sphacèle, due au courant galvanique, et nous montrerons les lésions engendrées par l'électricité sur le fibrome.

On pourra ainsi comprendre que le muscle utérin, infecté par la gangrène de son hôte, et atteint parfois de dégénérescence cancéreuse, ne soit plus justiciable que de la laparotomie.

II

HISTORIQUE

L'histoire du traitement des fibromes par l'électricité n'est pas vieille. Elle ne remonte guère au delà de vingt ans.

Toutefois, c'est à Becquerel (1857) que semble revenir la première idée de l'application du courant galvanique dans les affections gynécologiques. Ce physicien, à l'instar de Middeldorpff, substitua le cautère électrique à la tige de fer rougie au feu dans le traitement des lésions du col utérin.

En 1867, Althaus, traitant par le courant galvanique une constipation causée par la compression due à un fibrome, constate la diminution de cette tumeur. Il ne tarde pas à instituer un nouveau traitement des myomes par le procédé suivant : il enfonce dans la tumeur deux électrodes en or qui sont traversées par le courant. Il pense ainsi agir sur le fibrome en développant dans son épaisseur des effets électrolytiques.

En 1868, Onimus et Legras montrent que le courant galvanique agit sur les tumeurs fibreuses en modifiant leur nutrition.

En 1869, dans un mémoire présenté à la Société de chirurgie de Paris, Ciniselli (de Crémone) expose les résultats obtenus par la galvanopuncture du fibrome utérin.

En 1871, l'Américain Cutter (1) publie les observations de sa pratique personnelle sur le traitement électrolytique des tumeurs fibreuses de la matrice, et il conclut à leur amélioration manifeste.

En 1874, Gilmann-Kimball fait connaître deux nouvelles observations de régression de fibromes à la suite du traitement électrique.

En 1874, Routh et Althaus en Angleterre emploient des courants de grande intensité, prétendant qu'on obtenait par ce moyen une résorption plus énergique de la tumeur.

En 1876, Galliard Thomas publie une quarantaine de cas favorables à la méthode de Cutter.

Cette méthode est aussi employée par Bixby, en 1878, sur une malade atteinte d'un fibrome sous-muqueux.

Les études faites à l'étranger ne tardèrent pas à provoquer en France l'expérimentation de cette nouvelle méthode, et dès 1879, Aimé Martin et Chéron publient les premières tentatives du traitement électrique faites dans plusieurs cas de fibromes. Martin, en particulier, s'applique à démontrer l'action hémostatique du pôle positif de la pile, et sa méthode est celle qui est actuellement employée. Il repousse la puncture de l'utérus au moyen de l'aiguille et remplace ce procédé par l'introduction dans le col utérin d'une électrode à boule de platine, pensant que l'électricité possédait une action atrophique sur la tumeur; il applique la deuxième électrode sur la paroi abdominale, de façon à permettre au courant de traverser la plus grande partie possible du fibrome.

_____

(1) Cutter, *American medical association*, C°, 1879.

Il nous faut arriver à l'année 1881 pour voir, avec Apostoli, l'application systématique du traitement électrique aux fibro-myomes utérins. A cette époque de début du traitement électrique, Apostoli pratiqua lui-même des électrisations de fibromes dans le service de Trélat, à l'hôpital de la Charité, et posa les principes de la nouvelle méthode. Il rejette complètement l'acupuncture et emploie l'électrode en platine, qu'il introduit jusqu'au fond de la cavité utérine.

Delbet rapporte, dans le *Traité de chirurgie*, l'observation de sept cas traités à cette époque par le nouveau procédé.

« 71 applications ont été faites sur sept malades... » Quant aux effets thérapeutiques il faut les diviser en » deux catégories : l'amélioration symptomatique, con- » sistant en cessation de diminution notable des hémor- » ragies et des douleurs ; et l'effet curatif, c'est-à-dire la » régression de la tumeur. Ce dernier point, l'améliora- » tion matérielle, anatomique, la diminution de la tumeur » est le moins constant... Tout ce qu'on peut dire à ce » sujet c'est que la possibilité de la disparition de la » tumeur n'est pas parfaitement établie, que la diminution » s'observe d'une manière incontestable dans certains » cas, mais qu'elle est rarement considérable. »

D'ailleurs, Apostoli conclut qu'une tumeur fibreuse peut diminuer de volume mais qu'on constate rarement sa disparition totale.

Zweifel, en Allemagne, écrit en 1886 que le traitement électrique, malgré ses avantages précieux, ne doit s'appliquer en principe qu'aux myomes inopérables.

En 1889, Brose publie les résultats qu'il a obtenus. Engelman n'hésite pas à dire qu'il n'a jamais observé de diminution de volume des tumeurs fibreuses par le traitement électrique.

Lucas Championnière et Danion préconisent, en 1889, une modification de la méthode d'Apostoli au sujet de l'application des courants : « Ils repoussent les courants de grande intensité, ils emploient ordinairement les courants de 46 à 65 m. a. ; en second lieu ils n'introduisent pas l'électrode dans le corps de l'utérus mais seulement dans le col ; ils pensent même qu'il suffit de le placer dans le vagin... Ils attachent une grande importance au renversement fréquent du courant. » (1)

Schæffer. en Allemagne, Benedickt, à Vienne, White, en Angleterre, publient les résultats qu'ils ont obtenus au moyen du traitement électrique des fibro-myomes.

Lévy, en 1895, s'efforce dans sa thèse de poser les principes du traitement galvanique du fibrome de l'utérus.

La remarquable thèse de Laquerrière (2) expose les résultats cliniques de la méthode d'Apostoli « et en particulier ses résultats éloignés ».

Il nous faut enfin arriver à l'important travail de Zimmern (3) en 1900 pour avoir une idée d'ensemble sur la question.

La thèse de Zimmern (1901) est le complément de cette première étude et montre tout le parti qu'on peut tirer de l'électricité dans le traitement des hémorragies utérines en général et des hémorragies d'origine fibromateuse en particulier.

La question du traitement électrique des myomes de

---

(1) Delbet, *in* Traité de chirurgie.
(2) Laquerrière. Thèse Paris, 1900.
(3) Zimmern, *loc. cit.*

l'utérus a été aussi traitée par le professeur Pozzi dans son *Traité de Gynécologie*.

Nous devons signaler enfin la magistrale étude du professeur de Rouville et J. Martin, au sujet de la mort des fibromyomes de l'utérus. Ces auteurs ont mis en lumière la part qui revient à l'électricité dans la gangrène des tumeurs fibreuses et dans l'infection consécutive de l'utérus.

III

PHYSIOLOGIE

Avant d'aborder l'étude clinique de la mort des fibro-myomes par l'électricité, il est nécessaire de connaître l'action physiologique du courant électrique sur la muqueuse et le muscle utérin. Cette étude permettra de saisir plus facilement les modifications apportées par le courant galvanique au sein des tumeurs fibreuses de la matrice.

L'action du courant continu comprend plusieurs ordres de phénomènes dont les plus importants sont ceux d'élec-trolyse polaire, d'hémostase polaire et de contractibilité de la fibre musculaire de l'utérus. Nous verrons que cette dernière est sous la dépendance des actions électro-lytiques interpolaires (Weiss).

Les phénomènes d'électrolyse polaire se résument dans la décomposition chimique des tissus vivants sous le passage du courant de la pile. La molécule organique est décomposée en ses éléments : l'oxygène se dégage au pôle positif qui s'empare aussi des acides ; l'hydrogène et les bases sont pris par l'électrode négative.

Les liquides des tissus sont eux aussi modifiés, secon-dairement, par les acides et les bases.

Cet ensemble de réactions aboutit à la formation d'une escharre qui est d'aspect et de nature différents suivant

que l'électrode positive ou négative a été mise en contact
avec la muqueuse utérine.

« L'escharre positive, escharre acide, de couleur brun-
foncé, bien circonscrite, est solide, dure et sèche. Elle
guérit vite et laisse après elle une cicatrice ferme et
rétractile, comme après une cautérisation acide. L'escharre négative, escharre des bases, de couleur gris-brun
sale, est volumineuse, souple, diffluente et lente à guérir,
sa cicatrice est molle et peu rétractile » (Zimmern) (1).

Il s'agit donc d'effets caustiques dont le résultat est
sensiblement le même que celui des caustiques médica-
menteux. « L'électricité, dit Frédéricq (2), agit à peu près à
la façon des caustiques quelconques, du nitrate d'argent,
par exemple. »

Cette propriété a permis d'employer le courant galvanique dans le traitement des métrites : on provoque ainsi
une sorte de curettage de la cavité utérine.

Mais la galvanocaustique de la matrice a d'autres effets
plus importants encore : nous voulons parler de l'hémostase polaire. Cette dernière est due à deux causes bien
distinctes : d'une part, l'action coagulante ; d'autre part,
l'action vaso-constrictrice du courant galvanique.

Nous venons de voir, en effet, que, sous l'influence du
courant électrique, le tissu vivant abandonne à l'électrode
positive, de l'oxygène et ses acides. Ceux-ci, à leur tour,
agissant sur les tissus, provoquent la coagulation de
l'albumine et en particulier de celle du sang. Mais l'action coagulante de l'anode est encore assez obscure, car
toutes les métrorrhagies ne sont pas jugulées par le courant galvanique.

---

(1) Zimmern, Thèse Paris, 1901.
(2) Frédéricq, Annales de la Soc. méd. de Gand, 1890.

Ce qui est en tous cas beaucoup mieux connu, c'est l'action de l'électricité sur les vaisseaux et sur le muscle utérin lui-même. Ses effets dérivent de la propriété qu'ont les fibres musculaires de se contracter lorsqu'elles sont traversées par le courant. Il s'agit donc ici d'une vaso cons- triction énergique, due à l'action interpolaire qui s'exerce sur l'utérus par l'intermédiaire des deux électrodes. Le muscle utérin est traversé par les différentes lignes de flux électrique qui déterminent la contraction de la fibre lisse. Cette contraction agit elle-même sur les vaisseaux qu'elle comprime et dont elle diminue le calibre. L'électricité agit, en ce cas, d'une manière indirecte, car, suivant l'ex- pression de Zimmern, « le muscle utérin peut être consi- déré comme l'appareil vaso-moteur propre de cet organe ».

Telle est, rapidement exposée, la triple action de l'élec- tricité sur la matrice.

La propriété hémostatique et décongestionnante du courant galvanique, jointe à sa propriété vaso-constric- trice, l'a fait appliquer au traitement des hémorragies utérines et particulièrement des métrorrhagies dues à l'existence d'un fibrome.

Il est aujourd'hui démontré, depuis les résultats affir- més par Apostoli, que l'application du courant électrique est le traitement de choix des hémorragies fibroma- teuses.

Mais ce n'est là qu'un traitement palliatif, symptoma- tique, et suivant le mot de M. le professeur Pozzi, « il ne faut demander à l'électricité que ce qu'elle peut donner : je ne lui crois pas toute l'efficacité qu'on a voulu lui attribuer si ce n'est toutefois contre les métrorrha- gies. »

C'est, en somme, la condamnation de la théorie du trai-

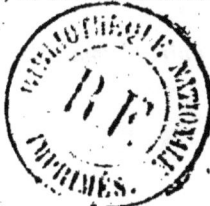

tement curatif de la tumeur fibreuse elle-même par le courant galvanique.

D'après les défenseurs de cette théorie, l'électricité agirait indirectement sur le fibrome par les contractions de la fibre lisse utérine. Lorsqu'on soumet, en effet, un muscle à l'excitation électrique, ce muscle répond par une contraction. Si au lieu d'une excitation de moyenne intensité on envoie dans ce muscle une excitation très forte, la fibre musculaire entre en état de contracture. Telle est la cause des douleurs éprouvées par les malades au cours des premières applications électriques pour le traitement d'un fibrome ; le muscle utérin réagit en totalité.

La fibre lisse peut se contracter d'ailleurs sous l'influence d'excitations autres que celles dues au courant galvanique ; l'exploration à l'hystéromètre, l'introduction d'une électrode métallique dans la cavité utérine, les massages même de la matrice suffisent à réveiller la contractilité utérine. Cette contraction en masse du muscle n'existe pas seulement, comme on pourrait le croire, pendant le temps de passage du courant: la contraction est durable, c'est-à-dire qu'elle persiste un certain temps après l'application électrique.

C'est grâce à cette propriété que le muscle utérin peut arriver à se débarrasser d'un fibrome logé dans l'épaisseur de son tissu. Zimmern (1), dans son travail sur le traitement des fibromes par l'électricité, a rapporté de nombreux cas d'expulsion spontanée de ces tumeurs après applications galvanocaustiques (Smith Scheffer).

Pour expliquer cette action persistante du courant on a

---

(1) Zimmern, *Rev. gyn. et chir. abdom.*, 1900.

invoqué les phénomènes d'électrolyse interpolaire se développant dans l'épaisseur du muscle (Weiss) (1). Les éléments musculaires subissent, sous l'influence des courants de forte intensité, une décomposition aboutissant à la transformation de leurs albumines. Ces divers phénomènes tendent à une finalité spéciale, l'atrophie des éléments électrisés.

Comme, dans le traitement curatif des tumeurs fibreuses par l'électricité on emploie des courants de haute intensité, il est facile de se rendre compte, d'après ce qui précède, du mécanisme de l'expulsion de ces tumeurs. Soumises aux contractions énergiques et persistantes du muscle dans lequel elles sont incluses, elles peuvent subir la régression atrophique et se pédiculiser en vue de leur expulsion.

Ces cas heureux sont relativement rares, et les divers auteurs qui ont envisagé cette question reconnaissent que ce mode de traitement « n'est, en somme, applicable qu'aux fibromes qu'on ne peut opérer. » (Zweifel). D'autres même (Engelman (2) Delbet (3) etc.) affirment n'avoir jamais constaté de régression durable de la tumeur.

Il peut se produire, en outre, des accidents septiques du côté du fibrome, accidents développés au cours du traitement galvano-caustique. Ce sont l'infection et la gangrène consécutive du fibrome donnant lieu à des complications de septicémie à point de départ utérin.

---

(1) Weiss. *Rev. génér. des Sciences*, 1890.
(2) Engelman, *Deut. med. Woch.*, 1898.
(3) Delbet, *loc. cit.*

Nous allons nous efforcer d'étudier le mécanisme de ces accidents et de montrer la gravité de leur pronostic. Nos observations ne feront que justifier cette façon d'envisager les résultats tardifs du traitement des fibromes par l'électricité.

IV

ETIOLOGIE ET PATHOGÉNIE

« L'Electrolyse, écrivent le professeur de Rouville et
» Martin, peut produire de deux façons la gangrène des
» fibromes utérins : d'abord, comme l'ergotine, par les
» contractions utérines qu'elle provoque, ensuite, en
» apportant des germes dans la cavité utérine, ou même
» dans le tissu du myome, si l'on fait la galvano-punc-
» ture. » (1)

Le fibrome peut ainsi mourir soit de gangrène aseptique, soit de gangrène septique. Quel est donc le mécanisme de cette mort ? Comment l'électricité peut-elle
provoquer la gangrène des myomes ?

Nous venons de voir, au chapitre précédent, que le
courant galvanique agissait sur la tumeur en provoquant
sa compression par contracture permanente des fibres
musculaires utérines et en la privant de ses moyens de
nutrition, par vaso-constriction indirecte des vaisseaux
de l'utérus. Cette double action s'exerce tant sur les
fibromes interstitiels que sur les polypes.

---

(1) De Rouville et J. Martin. *In* Archives gén. de méd., n° 33,
août 1906.

Zimmern déclare « que les contractions provoquées par l'électricité, étranglent les vaisseaux nourriciers du polype à leur passage dans le pédicule. Cette hypothèse explique aussi bien la nécrose que l'expulsion des masses polypeuses. » (1) A plus forte raison, ce résultat est-il constaté dans le cas de fibrome intramural ou sous-péritonéal : ces tumeurs encapsulées ont, en effet, un système de nutrition peu développé. Elles seront donc frappées de mort par ischémie, par nécrobiose. Cette action de l'électricité reste encore assez obscure.

Le mécanisme de la gangrène par infection est beaucoup plus certain. Cette dernière est toujours provoquée par un agent venu de l'extérieur, et la gangrène aseptique peut évoluer en gangrène septique, par suite de l'apport d'un agent infectieux au sein de la tumeur mortifiée. Cette transformation s'observe dans la majorité des cas, la disparition des phénomènes vitaux de la tumeur favorisant le développement des processus infectieux.

Dans les cas où la tumeur est infectée d'emblée, on voit survenir le sphacèle et la gangrène humide. La porte d'entrée est alors ouverte au germe virulent, par l'électricité, soit que le fibrome ait été traité par la galvano-puncture, soit qu'il ait été soumis à l'action de la galvano-caustique intra-utérine.

De ces deux procédés le premier est évidemment le plus dangereux, car il ouvre directement la voie à l'infection : l'électrode enfoncée au sein de la tumeur déterminant la formation d'une escharre.

D'après Zimmern « l'escharre produite par l'action du » pôle négatif est, en effet, un excellent milieu de cul-

---

(1) Zimmern, *In* Revue de gyn. et chir. abd, 1900.

» ture pour les microorganismes du vagin et de l'exté-
» rieur, d'une part, parce que les tissus mortifiés sont
» impuissants à lutter contre l'infection, et, d'autre part,
» parce que le milieu alcalin créé par l'action polaire
» négative, devient un terrain singulièrement fertile au
» développement microbien. » (1) On conçoit, en outre,
parfaitement que, par défaut d'une asepsie rigoureuse,
l'instrument puisse porter lui-même dans la tumeur les
germes pathogènes qui ne tarderont pas à se développer
sur les tissus frappés de mort.

L'observation d'Apostoli, que nous reproduisons plus
loin (voir obs. I) montre la gravité de la ponction
électrique intra-fibromateuse, et les lésions relevées à
l'autopsie prouvent que l'infection s'était propagée suivant le trajet de l'instrument dans la tumeur.

D'ailleurs, lorsque les malades survivent à ce mode de
traitement et que le myome évolue vers une terminaison
heureuse, on constate souvent, suivant le mot de Pozzi,
des « suppurations interminables ».

Apostoli s'étant rendu compte des dangers présentés
par la galvanopuncture, substitua à ce procédé celui de
l'électrolyse chimique intra-utérine. Évitant l'effraction
par ponction de la tumeur, il pensait être à l'abri de l'infection.

Évidemment, cette méthode est moins nocive que la
galvanopuncture : il n'en reste pas moins vrai qu'elle a
été parfois la cause d'accidents septiques du côté des
fibromes. Labadie-Lagrave et Legueu ont signalé ces faits.

La galvanocaustique intra-utérine peut faciliter la pro-
pagation des agents microbiens de plusieurs manières.

_____

(1) Zimmern, *loc. cit.*

Pour ce mode d'application électrique, on se sert en général d'intensités très grandes : Apostoli a été jusqu'à 200 et 300 M. a. L'intensité du courant peut ainsi provoquer l'ulcération de la muqueuse et la formation d'une escharre superficielle. L'intégrité de la muqueuse utérine détruite, les microbes du vagin ont tôt fait de pénétrer, grâce au traumatisme, dans le tissu du fibrome. « Une » infection, dit Labadie-Lagrave (1), partie de la muqueuse ulcérée ou perforée... par une piqûre d'électrolyse, détermine la suppuration de la tumeur. »

Ajoutons à cela que l'électrode, placée dans le vagin ou dans la cavité utérine, peut n'être pas rigoureusement aseptique. Elle est d'ailleurs sujette à s'infecter lors de son passage dans le vagin ou dans le canal cervical, bien qu'on ait pris les précautions antiseptiques obligatoires. Il est d'ailleurs fréquent de voir la muqueuse utérine atteinte d'endométrite coexistante.

Ces divers modes d'infection permettent d'établir que la gangrène est engendrée directement par l'apport de l'agent microbien, ou indirectement par deux voies différentes : la voie sanguine et la voie lymphatique.

L'agent infectieux pénètre dans la circulation à la faveur des petits traumatismes exercés sur la muqueuse utérine par l'extrémité de l'électrode. Quant à la voie lymphatique, elle est le chemin le plus fréquemment employé. C'est par elle que se résorbent les produits de nécrose au niveau de l'escharre de la muqueuse.

On peut se demander si l'infection provient réellement de la cavité utérine, et profite de l'action de l'électricité

---

(1) Labadie-Lagrave et Legueu, Traité médico-chirurg. de gynécologie.

sur la muqueuse pour envahir la tumeur, ou si elle préexiste dans le fibrome à l'état latent et s'exalte sous l'action électrolytique du courant ?

Cette dernière hypothèse se rapproche de l'idée développée par Claisse dans sa thèse. Pour lui, le fibrome est la conséquence d'une inflammation du tissu utérin autour d'un vaisseau. L'agent infectieux, cause de l'inflammation, demeurerait dans le fibrome sans provoquer de réactions spéciales. Ce n'est que sous l'influence d'un traumatisme, par exemple, que sa virulence augmenterait et déterminerait la suppuration de la tumeur. « Cette » transformation purulente ne serait que la terminaison » ultime du développement du fibrome. » (1)

Quoi qu'il en soit, la cause la plus généralement admise de la gangrène des myomes, à la suite du traitement électrique, est l'infection d'origine externe ou vaginale, propagée par voie sanguine ou lymphatique.

Il est intéressant de connaître les agents pathogènes de l'infection. De Rouville et Martin ont montré que « la gangrène n'est pas le fait d'un agent microbien uni- » que, mais peut être causée par les différents hôtes du » canal génital. » (2).

Les divers auteurs qui ont fait des examens du pus et des débris sphacélés de la tumeur, ont trouvé le plus souvent le gonocoque, le streptocoque, le staphylocoque, le bactérium coli (Reymond) et des bacilles anaérobies. Hartmann et Mignot (3) ont trouvé, dans le pus de la capsule d'un fibrome, un microbe anaérobie qui existait

---

(1) Guéry, Thèse Paris, 1901, p. 15.
(2) De Rouville et Martin, *loc. cit.*
(3) Hartmann et Mignot, Ann. de gynéc., 1896.

seul, mais était très abondant au milieu de leucocytes nombreux.

Tels sont les agents de l'infection des myomes. Connaissant la cause des lésions gangreneuses consécutives au traitement électrique des fibromes, nous allons pouvoir aborder l'étude des lésions elles-mêmes, envisagées au double point de vue de la tumeur et du muscle utérin.

V

ANATOMIE PATHOLOGIQUE

Sous l'influence du courant galvanique, le myome peut donc se sphacéler ; cet état nouveau entraîne des modifications anatomiques de la tumeur et de l'utérus, lésions qui sont intéressantes à plusieurs points de vue.

Ce sont les fibromes sous-muqueux et interstitiels qui sont le plus fréquemment éliminés par la gangrène. De l'avis d'Apostoli lui-même, « la galvanocaustique intra-utérine amène rapidement une régression de tous les fibromes, surtout lorsqu'ils sont interstitiels » (1). Les myomes sous-muqueux, sous l'influence de l'électricité, peuvent se pédiculiser et être expulsés sous forme de polypes. Ils sont, en général, exposés à la gangrène septique. Quant aux fibromes interstitiels, ils subissent les effets de l'ischémie par vaso-constriction et sont atteints de nécrobiose.

La gangrène peut envahir la totalité de la tumeur : tel est le processus nécrobiotique. Elle peut aussi se localiser

---

(1) Apostoli, Sur un nouveau traitement de la métrite chronique et en particulier de l'endométrite par la galvano-caustique chimique intra-utérine (1887).

à la superficie du fibrome : il s'agit alors de sphacèle. Dans le premier cas, la vaso-constriction et l'ischémie consécutive jouent le rôle capital ; dans le second, la première place revient à l'infection. Mais ce n'est là qu'une division un peu schématique, car le plus souvent l'ischémie et l'infection se trouvent réunies et agissent de concert. La gangrène se développe alors dans l'utérus lui-même et peut ainsi provoquer les plus graves accidents de septicémie.

Les caractères des myomes sphacélés sont importants à connaître. Ces tumeurs, gangrénées *in utero*, dégagent une odeur fétide pouvant faire croire à un cancer utérin, d'autant plus facilement que la coexistence d'un épithélioma a été constatée (voir observ. XVII).

La couleur de la partie sphacélée varie du vert brunâtre au noir, contrastant avec la couleur claire des îlots de tissu sain.

Les fibromes gangrenés sont, en général, augmentés de volume, car ils sont infiltrés d'un liquide séreux, roussâtre, légèrement brun, d'odeur infecte. Ce liquide ne tarde pas à s'écouler au dehors, et la tumeur tout entière baigne alors dans la sérosité putride. Au milieu « on voit » des bulles de gaz qui crépitent sous le doigt... ce sont « ces gaz qui, portés à l'extérieur, produisent cette odeur » horriblement fétide dont nous avons parlé ». L'écoulement provoque souvent de l'érythème de la vulve et de la face interne des cuisses.

Par le toucher, on peut apprécier la consistance de la tumeur en voie d'expulsion. Tantôt le doigt arrive sur une masse ramollie, tantôt sur des masses dures et irrégulières. Si le sphacèle a envahi le fibrome en totalité, le ramollissement est complet et donne au doigt la sensation d'une véritable bouillie. C'est là ce qui se passe pour les gros polypes qui font saillie dans le vagin. Plus le polype est gros, plus il est exposé au sphacèle.

Parfois aussi sont éliminés des fragments sphacélés de la tumeur qui se désagrège, et cette disposition lui donne un aspect anfractueux et irrégulier.

A la coupe, on trouve le tissu du myome ramolli, creusé de cavités ou géodes contenant du liquide séro-purulent et des débris de tissu sphacélés.

La dégénérescence fibreuse est manifeste dans certains cas : elle se montre surtout dans les tumeurs où la circulation est amoindrie. On a noté aussi la dégénérescence épithéliomateuse.

Sous le microscope on constate que le liquide séro-purulent des géodes contient des globules sanguins altérés, des granulations graisseuses en assez grande abondance, du tissu conjonctif dégénéré, enfin des fragments de fibres musculaires.

Du côté de l'utérus, les lésions ne sont pas moins intéressantes. L'utérus est augmenté de volume. Il remonte souvent jusqu'à l'ombilic. Guyotat, dans sa thèse, relate les chiffres de « 22 centimètres de diamètre vertical et de 37 centimètres de circonférence au tiers moyen ».

Cette énorme masse utérine est libre et mobile dans certains cas ; elle est nettement indépendante des organes voisins.

Dans d'autres cas, elle contracte des adhérences avec les viscères qui l'entourent ; elle est ainsi fixée, immobilisée et, pour ainsi dire, encastrée dans le petit bassin.

Ces adhérences sont dues à la péritonite coexistante : les anses intestinales, l'épiploon, le rectum, la vessie, les trompes ou les ovaires peuvent aussi être fixés par de fausses membranes. Ces phénomènes existent dans les cas de péritonite localisée.

D'autres fois, le péritoine reste absolument intact, comme dans l'observation d'Apostoli que nous rapportons plus loin (Obs. I). Dans ce cas l'infection est tellement intense que la malade meurt intoxiquée par les produits de décomposition de la tumeur gangrenée, avant que la péritonite ait eu le temps d'évoluer.

Le fibrome sphacélé laisse s'écouler, comme nous l'avons déjà vu, un liquide sanieux qui s'évacuera tantôt par le vagin, tantôt par le rectum, la vessie ou la paroi abdominale après perforation de l'utérus et du péritoine.

On comprend alors facilement le mode de production de la péritonite et des abcès de la paroi utérine, des perforations utérines, des phlébites des sinus utérins et de la septicémie (Guéry).

Un fait digne de remarque est le suivant : les annexes, trompes et ovaires, peuvent ne pas être touchées par les divers processus infectieux. Elles conservent leurs caractères normaux. Parfois, cependant, elles présentent des lésions de sclérose et leur péritoine réagit comme celui des organes voisins.

Enfin, on doit signaler la généralisation possible de l'infection, qui peut provoquer des suppurations dans divers organes autres que les organes génitaux. Elles sont dues à des embolies à point de départ utérin et on les retrouve, à l'autopsie, dans le foie, les reins et les poumons.

VI

PRONOSTIC

La présence d'un fibrome sphacélé dans l'épaisseur de l'utérus ou dans sa cavité constituant une des plus redoutables complications des tumeurs fibreuses, comporte toujours un pronostic très sombre.

Car l'infection ne reste pas, en général, localisée à la tumeur elle-même, mais envahit bientôt le muscle utérin.

La suppuration du fibrome provoque alors des complications extrêmement sérieuses, telles que la péritonite, les perforations viscérales, la septicémie. Robin et Dalché ont montré que « le sphacèle de la tumeur amène ordinairement les complications péritonéales les plus graves et, de toute façon, la malade reste exposée à l'infection putride ».

Cette infection se manifeste par l'ascension thermique et les phénomènes péritonéaux. On devra donc surveiller avec la plus grande attention toute malade soumise au traitement électrique pour fibrome.

Le pronostic est d'autant plus grave que la septicémie s'est déclarée. L'infection généralisée met alors la malade dans les plus mauvaises conditions opératoires possibles et la tumeur sphacélée, en voie de suppuration, est souvent tapissée d'adhérences ou en imminence de rupture intrapéritonéale. Ces diverses raisons augmentent les difficultés de l'intervention et en rendent les suites fort aléatoires.

Les observations que nous avons pu recueillir montrent que la vie de la femme est toujours exposée et que seule l'intervention pratiquée à temps, peut sauver la malade.

OBSERVATIONS

OBSERVATION PREMIÈRE

(Apostoli, *In Union médicale*, 1885. — Résumée)
Suppuration d'un fibrome par galvano-puncture chimique. — Septicémie.—
Mort.

Mme D.... (Clotilde), 42 ans, ménagère. Deux enfants, le dernier a 10 ans. A senti depuis longtemps son ventre grossir avec des malaises qui ont été grandissants. La marche est devenue progressivement plus difficile, les douleurs plus aiguës. Les règles sont perverties ; elles sont devenues irrégulières, plus douloureuses et plus abondantes, avec une durée moyenne de trois semaines environ.

L'état général est mauvais ; la femme est amaigrie et a le faciès d'une cachexie abdominale commençante.

A l'examen, on trouve le ventre entièrement rempli par une tumeur dure, insensible au toucher, résistante, intimement unie à l'utérus et débordant en haut l'ombilic. Il s'agit d'un fibrome interstitiel et sous-péritonéal type, bilobé au sommet, le lobe droit s'élevant à 14 centimètres au-dessus du pubis et le gauche à 22 centimètres, atteignant de ce côté le rebord des fausses côtes.

Les culs-de-sac antérieurs et latéraux sont occupés par une

masse homogène, dure, manifestement fibreuse, faisant corps avec l'utérus et se prolongeant au-dessus du pubis.

Hystérométrie, 8 centimètres.

Le cas étant grave, on se décide pour la ponction électrique.

Le 5 novembre 1885. — Première galvano-puncture chimique, négative, de 150 M. a. pendant cinq minutes, pratiquée dans l'épaisseur même du parenchyme utérin, dans la direction du fibrome, en faisant pénétrer préalablement le trocart dans l'orifice entr'ouvert du col et à 3 centimètres de profondeur.

L'opération est très bien supportée et sans douleurs appréciables. Pas de réaction inflammatoire le soir ou le lendemain.

Le 7 novembre. — Deuxième galvano-puncture, négative, à 200 M. a., pendant cinq minutes. Ponction à 5 centimètres de profondeur dans une direction parallèle à la première.

L'opération est aussi bien supportée que la première, et aucun phénomène anormal ne survient immédiatement après.

Le soir du même jour, la malade commence à souffrir dans le ventre et ses douleurs vont en s'aggravant le lendemain et les jours suivants. Elle a de la fièvre. L'appétit disparait. Elle ne peut quitter son lit qu'avec difficulté.

Elle a des douleurs vives dans le ventre sans gonflement toutefois appréciable, douleurs spontanées et non exagérées par la pression. Fièvre. Face un peu grippée, pas de vomissements. Injection de morphine et opium en lavements. Pas d'amélioration les jours suivants. L'état douloureux s'aggrave, sans phénomène appréciable de péritonite. Toujours pas de vomissements, ni ballonnement du ventre. Elle entre le 18 dans le service du docteur Debove à l'Hôpital Andral. Du 18 au 22 novembre, pas de changement appréciable.

La température oscille de 38° à 39°, inappétence, amaigrissement considérable, constipation.

Le 22. — Ecoulement spontané et brusque, par le vagin, d'une quantité assez grande de pus, à l'odeur infecte et typique du pus des cavités closes, qui coïncide avec un abaissement de la température à 37°5.

Des injections vaginales bi-quotidiennes de liqueur de Van Swieten sont prescrites. Il y a un léger amendement dans l'état général qui est parallèle à cet abaissement de la température.

Du 22 au 25, même situation. Même écoulement infect de pus abondant et bien lié.

Le 25, on substitue aux injections vaginales des injections intra-utérines quotidiennes de sublimé à 1/2000. Sulfate de quinine et potions alcooliques.

Du 25 au 30. — Rien de changé. La sonde destinée à faire les lavages intra-utérins pénètre dans une cavité très profonde et chemine ainsi jusque au-dessus du détroit supérieur. Les oscillations du thermomètre sont plus grandes les jours suivants. 37° le matin, 39° le soir.

Du 1er au 6 décembre. — Même état de faiblesse extrême, de douleur avec petits frissons et d'indolence de l'utérus au palper.

Le 6. — Un peu de gingivite mercurielle oblige à changer l'injection de sublimé par l'acide phénique au 1/50.

Le pronostic ne s'aggrave pas les jours suivants.

Le 10. — L'acide phénique est remplacé par l'acide borique au 1/30.

Le 12. — On tente une médication plus énergique au moyen de l'écouvillon de Doléris trempé dans une solution créosotée au 1/10. On fait un premier écouvillonnage qui, quoique incomplet, produit un peu de soulagement.

Du 12 au 16. — Ecouvillonnage quotidien complet, avec

curage de la poche et lavage conséculif. La fétidité du pus diminue. La température oscille entre 37° et 38°.

Le 18. — Grand frisson, 36°2 le matin, 39°5 le soir. Le pus a la couleur verdâtre de l'escharre. L'état général s'aggrave, le muguet apparaît sur la langue. Alimentation impossible. Toujours insensibilité du ventre à la pression. Vomissements intermittents.

Le 19. — Reprise des injections au sublimé. Plus d'écouvillonnage. La cachexie et la faiblesse augmentent, la température monte.

Du 20 au 23. — Le délire apparaît la nuit ; la purulence ne tarit pas. L'estomac ne supporte rien ; le facies se grippe encore.

Mort le 24 décembre, au milieu de la nuit.

Autopsie le 25 décembre. — Pas de trace de péritonite. Pas de trace de pus dans le bassin rempli tout entier par un corps fibreux, typique, bilobé. En le soulevant, il se sépare en deux corps distincts, à pédicules adjacents l'un à côté de l'autre.

Ces corps fibreux tassés l'un contre l'autre remplissaient le bassin dans lequel ils paraissaient enclavés, donnant ainsi l'apparence en bas d'une surface lisse, unique et continue.

Une fausse membrane réunissait en avant et soudait pour ainsi dire les deux fibromes. Elle avait un aspect noirâtre et la couleur du sphacèle, et en la déchirant on a trouvé une grande cavité creusée dans l'intervalle des deux fibromes, cavité tapissée par des produits de mortification gangreneuse, mélangée à du pus, qui avaient envahi latéralement l'épaisseur des deux fibromes, surtout la gauche, dans une profondeur de deux centimètres.

Cette cavité, parfaitement circonscrite dans le sillon des deux fibromes, était restée entièrement centrale et localisée, et la mortification gangreneuse qui avait frappé leurs faces latérales n'avait nullement intéressé le péritoine, qui était resté intact.

L'utérus était relativement petit, avec une hystérométrie de 8 centimètres et des parois modérément épaissies.

On a pu alors reconstituer l'ouverture faite dans la paroi utérine à travers sa cavité et communiquant dans l'axe de l'intervalle des deux fibromes. C'est par cette ouverture, agrandie ultérieurement, que s'étaient faits les injections et les écouvillonnages.

OBSERVATION II

(In Guyotat, thèse Lyon, 1890)

M... Marie, 45 ans, entre le 31 août 1895 dans le service du professeur Vincent.

Rien à relever comme antécédents. Réglée depuis l'âge de 16 ans. Accouchement normal à 22 ans. Pas de fausse couche. Depuis plusieurs années, les règles duraient 7 ou 8 jours, indolores.

Peu à peu les ménorrhagies ont augmenté et depuis mai 1895 les pertes rouges sont continuelles. A partir de juin 1895 la malade ressent des douleurs hypogastriques qui vont en augmentant et s'irradient sous forme d'élancements dans les membres inférieurs. En août de la même année, elle s'aperçoit que son ventre grossissait.

A son entrée à l'hôpital, le facies est décoloré et anémié. L'état général est assez bon, l'appétit normal, mais constipation. Pas de fièvre.

Les signes fonctionnels ont augmenté. Pertes rouges abondantes, sans odeur ; pas de pertes blanches.

Palper.— Tumeur abdominale volumineuse, surtout développée à gauche et remontant à deux travers de doigt au-

dessus de l'ombilic. Col utérin en latéro-position. L'hystérométrie pratiquée donne 3 centimètres.

Palper et toucher. — Tumeur dure, volumineuse, enclavée
dans le petit bassin, à peu près immobile.

On hésite à faire l'hystérectomie ; on se borne à un traitement palliatif calmant les douleurs, par les opiacés et les
hémorragies par l'électricité.

25 septembre 1895. — La malade dit se trouver bien de
l'électrisation. Une séance le matin supprime, dit-elle, les
douleurs et les pertes rouges pour la journée. On continue
la méthode d'Apostoli.

28 octobre. — Le col utérin présente depuis quelques jours
une ulcération circulaire qui s'agrandit et se creuse.

14 novembre. — L'état général devient mauvais. Amaigrissement, nausées, vomissements, frissons, écoulement fétide
par la vulve. On arrête l'électricité et on fait des lavages.

20 novembre. — État stationnaire. Chaque lavage ramène
du tissu sphacélé. L'odeur est infecte.

15 décembre. — L'état est de plus en plus grave. Les phénomènes de septicémie augmentent, l'affaiblissement et la
cachexie sont extrêmes. La malade présente des troubles céré-
braux, de l'œdème des membres inférieurs, et la température
s'élève à 40° le soir.

20 décembre. — Mort par péritonite.

OBSERVATION III

Edebohls, *in* Amer. Journ. of obstetrics, 1891, p. 620
(*In* thèse Guéry, Paris 1901)

Fibrome nécrosé et suppuré après électrisation. — Septicémie. — Hystérectomie. — Mort.

Malade âgée de 30 ans, célibataire, bien réglée jusqu'en
décembre 1888.

En mai 1890, douleurs dans le côté droit de l'abdomen pendant six semaines.

En janvier 1890, métrorrhagies durant cinq semaines. On trouve une tumeur utérine remontant jusqu'à l'ombilic.

On essaie le traitement électrique ; du 15 février au 21 mai on fait 21 applications du courant galvanique avec toutes les précautions antiseptiques ordinaires. Après cinq ou six applications, les hémorragies cessèrent ; après quelques autres les douleurs disparurent. A la fin du traitement électrique, la tumeur avait diminué de moitié.

10 jours après, phénomènes de pelvi-péritonite.

Cul-de-sac de Douglas distendu et douloureux.

Pouls 130. Température 39°2. Phénomènes généraux graves. Puis tout s'amende au bout de quinze jours.

Huit jours après, nouvelle crise, 38° ; écoulement fétide par le vagin.

On fait un curettage et injection intra-utérine. Malgré cela, les phénomènes de septicémie s'accentuent. On décide l'hystérectomie abdominale le 19 juillet 1890.

On fait d'abord un lavage intra-utérin ; on met une mèche dans l'utérus, on ferme le col.

On lave le vagin.

Puis on pratique l'hystérectomie abdominale totale. On trouve quelques adhérences, trace de péritonite ancienne.

L'opération dure 2 heures. La malade ne sort pas du shock opératoire et meurt 14 heures après.

Examen de la tumeur. — L'utérus a une cavité de 12 centimètres ; il contient dans ses parois deux fibromes interstitiels entièrement gangrenés et suppurés ; ils occupent la paroi antérieure de l'utérus épaissie ; le tissu utérin au voisinage est infiltré de pus. La muqueuse utérine, au contact de la tumeur, est d'aspect diphtéroïde.

Observation IV

Edebohls, *in* American Journ. of obstetrics, 1891, p. 621

(*In* thèse Guéry, Paris, p. 621)

Fibrome utérin nécrosé et suppuré après électrisation. — Hystérectomie. — Mort.

Malade ayant un fibrome atteignant deux travers de doigt au-dessous de l'ombilic. Traité pendant deux mois par l'électricité.

On décide l'hystérectomie qu'on ne pratique qu'un mois après l'entrée de la malade à l'hôpital, quand on l'a guérie de sa morphinomanie.

Opération le 13 juin 1890. — Hystérectomie abdominale totale. La malade meurt le lendemain.

On trouve un fibrome nécrosé et suppuré de l'utérus.

« Dans ces deux cas Edebohls croit que la nécrose est due » à l'électricité qui, produisant des contractions des fibres » hypertrophiées des fibromes, y détermine une gêne circu- » latoire amenant la nécrose et, plus tard, la suppuration. » (Guéry.)

Observation V

Chadwick, *in* Boston Med. Journ., 29 avril 1897, p. 407

(*In* thèse Guéry, Paris. 1901)

Deux cas de fibromes interstitiels, sphacélés et purulents à la suite de l'électrisation par la méthode du docteur Apostoli, sans ponctions de la tumeur.

Dans les deux cas, fièvre continue, douleurs, ramollissement de la tumeur, écoulement de pus par le vagin.

L'un des cas est suivi de mort par péritonite.

L'autre est guéri à la suite de l'hystérectomie abdominale totale très laborieuse.

OBSERVATION VI

Agostini, Montpellier-Médical, 1885, in série t. V, p. 397
(Thèse Guéry, 1901, Paris)
Nécrose et expulsion spontanée d'un fibrome traité par l'électricité. —
Septicémie. — Mort.

42 ans, 5 grossesses et 2 avortements.

Porte une tumeur fibreuse de l'utérus depuis plusieurs années.

A été traitée par des cautérisations ignées sur le col, par des injections d'ergotine et par l'électrisation.

En septembre 1885, frissons, fièvre, coliques utérines violentes à caractère expulsif ; arrivée de règles très douloureuses. Les douleurs et la fièvre durent 7 à 8 jours, la tumeur utérine est devenue très sensible à la pression.

13 septembre. — Les règles ont cessé, les coliques ont disparu, le ventre n'est plus douloureux, sauf au niveau du ligament large droit.

La tumeur utérine remonte à deux travers de doigt au-dessous de l'ombilic ; la partie supérieure de la tumeur est aplatie et comme déprimée. Col utérin entr'ouvert.

17 septembre. — Commencement d'expulsion d'un fibromyome sphacélé et putréfié. L'expulsion se continue en plusieurs fois, mais l'état général de la malade devient grave. Septicémie et mort le 5 octobre.

OBSERVATION VII

Lawson-Tait, *in* Zeitschrift für Geb. und Gyn. B. XV
(*In* thèse Guéry, Paris, 1901)
Fibrome traité par l'électricité. — Nécrose. — Péritonite. — Mort.

Malade de 29 ans ; un enfant.

Myome sous-muqueux ; utérus gros comme une grossesse de 4 mois. Dysménorrhée ; métrorrhagie.

On lui fait une séance d'électrisation suivie de quelques douleurs.

Après une deuxième séance d'électrisation à 20 M. a., il se produit de nouvelles contractions utérines pendant deux jours ; puis expulsion de fragment de tumeur à odeur fétide. On applique deux fois encore le courant continu. On enlève avec la curette de nouvelles masses putréfiées. On draine l'utérus.

La malade meurt cinq jours plus tard de péritonite.

OBSERVATION VIII

Mackenrodt (Soc. gyn. de Berlin, 1891), a traité 36 fibromes par la méthode d'Apostoli. Dans deux cas, il y a eu suppuration de la tumeur avec mort par septicémie. De plus, il a vu seize fibromes, envoyés à la clinique de Martin pour être opérés après un long traitement électrique.

Sur ces 16 fibromes, 5 étaient suppurés, dont 3 entraînèrent la mort par septicémie, malgré une intervention radicale.

OBSERVATION IX

Potherat, Société de chirurgie (avril 1878)

Potherat rapporte l'observation d'une malade atteinte d'un volumineux polype intra-utérin.

A la suite d'électrisations répétées, le polype se sphacèle. La malade ne veut pas se laisser opérer et ne tarde pas à mourir.

OBSERVATION X

Cutter (Am. J. of obstet., 1887

Cutter signale 4 cas mortels de suppuration ou de gangrène sur 50 myomes traités par galvano-puncture.

OBSERVATION XI

Stuart Nairne (Prov. med. Journal, 1891,) rapporte une observation de fibrome sous-muqueux gangréné à la suite d'électrisations sans ponction. La malade mourut de septicémie.

OBSERVATION XII

Schœffer (Soc. Gyn. Berlin, 1891, 11 décembre) a vu un fibrome sous-muqueux sphacélé à la suite d'électrothérapie.

L'extirpation incomplète de la tumeur sphacélée fut suivie de mort par septicémie.

OBSERVATION XIII

(*In* Thèse Carlet, Paris. — Résumée

Suppuration d'un fibrome traité par galvanocaustique. — Hystérectomie abdominale. — Guérison.

Mme Ch..., 39 ans, blanchisseuse, entre le 15 mai 1884 à l'hôpital.

Réglée à 15 ans, durée 9 jours, abondantes, sans douleur.

Mariée à 18 ans, malade depuis sa première couche à 21 ans.

Douleurs abdominales aiguës, localisées à gauche. A interrompu son travail depuis 2 ans. Coït douloureux.

Diagnostic : Fibrome interstitiel du corps de l'utérus. Hystérométrie, 9 centimètres.

Traitement. — Du 17 au 27 mai, deux galvanocaustiques, 300 M. a., 5 minutes.

En mai, les règles durent seulement 7 jours.

12 juin au 10 juillet. — Quatre galvanocaustiques. Amélioration. Règles peu abondantes.

15 juillet, perte de 3 jours. Cela se passe en 1884.

Après une nouvelle séance, la malade reprend son travail.

3 ans après (1887). — Les symptômes de début reparaissent : pesanteur abdominale, faiblesse, douleurs, leucorrhée.

31 mai 1890. — La malade revient nous voir et nous dit avoir eu en 1888 des douleurs dans le côté gauche, qui lui ont rendu tout travail impossible. Elle perdait, à ce moment-là, un liquide *roussâtre*. Un médecin appelé en 1889 constata un fibrome qui fut opéré par Nélaton, à Lariboisière. Elle se porta bien après cela pendant 3 ans.

Elle revient à la clinique avec de nouveaux phénomènes et un mauvais état général.

Toucher. — Col entr'ouvert dans lequel on sent l'extrémité d'un polype en voie de pédiculisation. On fait 5 séances d'électricité qui diminuent les hémorragies. Les phénomènes réapparaissent de nouveau et après avoir expulsé plusieurs fibromes, le docteur Bouilly, à Cochin, fait en novembre 1893 une hystérectomie abdominale.

La malade eut une phlébite, mais au bout de trois mois, elle reprit sa vie habituelle et depuis se porte bien.

OBSERVATION XIV

Inédite. — Due à l'obligeance de M. le docteur Jayle

M..., 40 ans, porteuse d'un gros fibrome emplissant tout le pelvis et remontant dans la région hypogastrique, était électrisée depuis plusieurs mois. Ces derniers temps, elle a été prise de pertes fétides, d'accidents infectieux, déterminant une anémie extrême. Au toucher, on constate une masse en état de putréfaction, qui emplit tout le vagin.

Opération le 5 novembre 1901 par M. le docteur Jayle. La malade étant vierge et l'orifice vaginal peu extensible, on fait un débridement de la vulve à droite. On voit alors une énorme masse noirâtre, fétide, emplissant tout le vagin. Avec des pinces, on la saisit comme on peut, car elle se déchire ; on la morcelle et on finit par l'enlever jusqu'au niveau du pédicule. Ce pédicule remonte manifestement jusqu'au fond de l'utérus ; le col a été énormément distendu par le polype ; on arrive assez aisément à sentir au doigt l'insertion du pédicule et à le sectionner aux ciseaux. Lavage et drainage de la cavité utérine avec des mèches.

La malade guérit après avoir présenté, les premiers jours, des phénomènes d'infection.

Observation XV

Inédite. — Due à l'obligeance de M. le docteur Jayle

W. R..., 26 ans, a subi le 18 décembre 1901 une laparotomie, pratiquée par M. le docteur Jayle dans le service du professeur Pozzi, à l'Hôpital Broca, pour double annexite. La trompe gauche suppurée en cornemuse fut enlevée, l'ovaire correspondant fut laissé.

Le 30 janvier 1902, curettage contre des pertes purulentes. On trouve un utérus de 9 centimètres de profondeur, ne contenant pas beaucoup de fongosités.

Le 12 février 1903, la malade est opérée dans les conditions suivantes: depuis 10 mois, à la suite de trois séances d'électricité, elle a des pertes de sang et de pus, elle se trouve dans un état d'anémie intense. A l'examen, on sent le vagin rempli par une tumeur qui est dure, en forme de poire ; en passant derrière la tumeur, le doigt fait écouler du pus sanieux et teinté de sang et arrive sur le col dilaté.

Sous anesthésie, la vulve écartée, on voit la face inférieure du fibrome, qui est rouge et excorié. Avec une pince à traction à deux dents, on saisit la tumeur en son centre. Le vagin étant trop étroit et la vulve trop petite pour la laisser passer, on la morcelle du centre à la périphérie : trois gros fragments conoïdes sont enlevés au bistouri et on peut alors voir le col très ouvert, laissant passer le fibrome. Le doigt introduit dans l'utérus permet de se rendre compte que le fibrome s'insère sur la partie antérieure. On remonte le long de son pédicule et on le sectionne d'un coup de ciseau au niveau de sa base. Durée, 10 minutes. Poids du fibrome, 120 grammes.

Observation XVI

(Inédite. — Recueillie dans le service de M. le prof. Pozzi)

Vve A..., 46 ans, marchande, vient à la consultation de gynécologie de l'Hôpital Broca le 26 juin 1907, pour des hémorragies abondantes survenant pendant et en dehors des règles.

Antécédents héréditaires. — Rien à signaler.

Antécédents personnels. — La malade réglée depuis l'âge de 14 ans s'est toujours bien portée jusqu'à 38 ans. Ses règles, toujours régulières, duraient de 4 à 5 jours.

N'a jamais eu d'accouchement, ni de fausse couche.

Début de la maladie. — Le début de la maladie remonte à 1897. A cette époque, la malade a eu des pertes de sang très douloureuses et abondantes, accompagnées de caillots. Ces pertes se produisaient au moment des règles qui duraient 4 ou 5 jours, puis s'arrêtaient pour reprendre quelques jours après. Elles étaient inodores.

Elle vient à la consultation de gynécologie de l'Hôpital Broca en 1901. On lui propose une intervention chirurgicale pour un fibrome qui est la cause de ces métrorrhagies. Elle refuse l'intervention et, rentrée chez elle, suit un traitement général qui n'amène aucune amélioration.

Il y a deux ans, son médecin lui propose le traitement de ses hémorragies par l'électricité. Ce traitement est suivi pendant un an. Les séances avaient lieu deux fois par semaine et duraient un quart d'heure chaque fois.

Le résultat étant négatif, la malade cesse le traitement par l'électricité et se décide alors à revenir à la consultation de gynécologie de l'Hôpital Broca.

Etat actuel. — Les pertes sont toujours très abondantes, survenant pendant et en dehors des règles. La malade perd aussi des « eaux rousses », les douleurs sont devenues très violentes et continuelles, surtout dans le ventre et dans les reins.

Examen. — L'utérus remonte jusqu'à l'ombilic. On sent de nombreuses petites grosseurs fibreuses sous-péritonéales.

Au toucher on sent une masse du volume d'un œuf d'autruche qui remplit tout le vagin et sort au travers de l'orifice du col, qui est effacé et a un rebord tranchant un peu dur. On sent ce rebord en avant et sur les côtés, mais pas en arrière, parce qu'on ne peut l'atteindre. La sensation est celle du col au moment de l'accouchement dans la présentation du sommet, lorsque la tête fœtale l'a déjà franchi.

A la vue, avec des valves, on constate un aspect sphacélé, verdâtre de toute la masse vaginale. Cette masse baigne dans un liquide sanieux rougeâtre.

La masse en voie d'expulsion est dure, irrégulière par suite de petites bosselures, mais ni friable, ni saignante, comme le serait une masse épithéliomateuse. La malade est un peu amaigrie. La langue est saburrale, le facies est légèrement jaune. La malade est épuisée à la fois par l'hémorragie et l'infection. Elle déclare, en outre, que le traitement électrique a eu un résultat nul.

OBSERVATION XVII

(Inédite. — Recueillie dans le service de M. le prof. Pozzi)

Marie D..., 57 ans, couturière. Entre le 14 octobre 1907 à l'Hôpital Broca, dans le service de M. le professeur Pozzi (Salle Huguier, lit n° 21), pour des métrorrhagies persistant depuis trois mois environ.

Antécédents héréditaires. — Rien à signaler.

Antécédents personnels. — Rein mobile depuis trois ans. Pas de maladie grave. Réglée à 15 ans. Règles toujours régulières, durant 6 jours, non douloureuses, assez abondantes. Pas d'accouchement, ni de fausse couche.

Ménopause à l'âge de 55 ans.

Histoire de la maladie. — Le début de la maladie remonte au mois de mars 1906, c'est-à-dire il y a vingt mois.

A cette époque, la malade voit apparaître d'abondantes pertes rouges. Ces pertes, quotidiennes, sont accompagnées de gros caillots, inodores. Bientôt surviennent des pertes blanches très abondantes ; la malade ne souffre pas.

Un médecin consulté porte le diagnostic de fibrome utérin sous-muqueux et conseille le traitement électrique.

Le début du traitement a lieu le 12 octobre 1906.

Application du courant électrique à l'aide d'un appareil d'induction. La malade raconte qu'une électrode était placée sur l'abdomen, l'autre sur les reins. D'autres fois, l'une des électrodes était introduite dans la cavité utérine, l'autre restant appliquée sur la peau de l'abdomen. Ce traitement est régulièrement suivi jusqu'au 31 décembre 1906.

A ce moment, la malade éprouva de violentes douleurs abdominales semblables à celles de l'accouchement, et deux jours après accoucha effectivement d'une masse assez volumineuse, rougeâtre, qui n'était autre qu'un fibrome. Cette tumeur répandait une odeur infecte.

Trois semaines après environ (janvier 1907), la malade fut prise de métrorrhagies extrêmement abondantes, qui la forcèrent à s'aliter. Elle eut trois pertes de sang en huit jours.

Depuis lors, les pertes n'ont pas cessé. Elles sont accompagnées d'un écoulement d' « eau roussâtre », dégageant une odeur fétide. L'état général s'est altéré. L'appétit a totalement disparu ; la malade éprouve même du dégoût pour la viande.

Les forces ont bien diminué ; le facies est pâle et décoloré. La malade a maigri.

Sur les conseils de son médecin, elle se décide à entrer dans le service le 14 octobre 1907.

Examen. — A la palpation, on constate que le ventre est souple et se laisse facilement déprimer. Sur la ligne médiane, on sent l'utérus qui est gros et mobile.

Au toucher, le col est effacé, reporté en arrière, très légèrement granuleux. Le corps est très gros, en position normale et mobile. Les culs-de-sac sont libres.

Diagnostic. — Epithélioma du corps de l'utérus.

Traitement. — Hystérectomie abdominale totale par M. le docteur Dartigues, le 19 octobre 1907.

Examen histologique. — L'examen de la pièce, pratiqué par M. Bender, préparateur, a montré qu'il s'agissait d'un utérus cancéreux, contenant de nombreux noyaux fibromateux.

CONCLUSIONS

I. — Le courant galvanique appliqué au traitement des fibromyomes de l'utérus, possède deux actions bien distinctes : d'une part, sur le symptôme hémorragie, d'autre part, sur la cause, la tumeur elle-même.

Dans le premier cas, son action hémostatique constitue un traitement palliatif symptomatique tout à fait remarquable.

Dans le second, ses effets sont toujours incertains et parfois redoutables.

II. — L'électricité agirait comme moyen curatif du fibrome en provoquant la contraction du muscle utérin, d'où compression circonférentielle de la tumeur et son expulsion sous forme de polype ; et la vaso-constriction des vaisseaux utérins, d'où ischémie du néoplasme aboutissant à sa mort par nécrobiose.

III. — Les divers procédés employés pour arriver à ce résultat sont la galvano-puncture et la galvano-caustique chimique intra-utérine.

La première agit directement par l'électrode qui est enfoncée au sein même de la tumeur ; l'électrolyse agit grâce aux réactions électrolytiques qui ont la muqueuse utérine pour point de départ.

IV. — Ces deux méthodes peuvent produire des accidents qui sont: la gangrène et la suppuration du myome.

V. — La cause prédisposante de ces complications réside dans les troubles de nutrition du fibrome, provoqués par l'électricité et aboutissant à l'ischémie et à la nécrose.

La cause déterminante est toujours :

1° Un traumatisme dû à l'électrode enfoncée dans la tumeur (galvanopuncture) ou maintenue dans la cavité utérine (galvano-caustique chimique).

2° Un processus infectieux, l'agent pathogène venant de l'extérieur.

VI. — L'infection se propage par voie sanguine ou par voie lymphatique, et aboutit à la gangrène et à la suppuration. Dans le pus on a, en effet, trouvé de nombreux microbes : le gonocoque, le staphylocoque, le streptocoque, le coli-bacille, le bacille de Hartmann et Mignot.

VII. — Ces accidents infectieux sont extrêmement graves, car ils ne restent pas localisés au polype, mais se propagent au muscle utérin et ne tardent pas à envahir l'organisme entier. On assiste alors à l'éclosion de la septicémie précédée ou non de phénomènes de péritonite.

VIII. — Le pronostic de ces accidents est donc toujours très réservé à cause de la possibilité d'infection générale d'où mort à peu près certaine.

IX. — Pour toutes ces raisons, le traitement systématique des fibromes par l'électricité doit être rejeté chaque fois que la malade est en état de supporter une opération.

Ce mode de traitement ne reste donc limité qu'aux myomes inopérables.

Dans tous les autres cas, le traitement de choix sera le traitement chirurgical, qu'il s'agisse d'un polype (excision), ou d'un fibrome interstitiel ou péritonéal (hystérectomie).

BIBLIOGRAPHIE

Agostini. — Du sphacèle des fibromes. (Montpellier Médical, 1885, 2e série, V, page 397).

Apostoli. — Sur un nouveau traitement électrique des fibromes de l'utérus. (Mémoire Acad. des sciences, 1881).

— Un cas de suppuration par galvano-caustique. (Union médicale, 16 et 19 octobre 1886).

Baycaup. — Les hémorragies dans les cas de tumeurs fibreuses de l'utérus. (Thèse, Paris, 1891).

Balade. — Gangrène des myomes. (Thèse, Paris, 1875).

Baraduc. — Accidents de galvano-caustique intra-utérin. (Bulletin Soc. méd. pr. de Paris, 1891, page 570).

Bonnet et Petit. — Traité de Gynécologie.

Bordier. — Précis d'électrothérapie.

Castan. — Les métrorrhagies des jeunes filles (Thèse, Paris, 1898).

Chéron. — In Revue des maladies des femmes. (1879-1880).

Cittadini. — Fibromyome avec abcès cavitaire et cancer utérin. (Bulletin Soc. Belge Obst. et Gynécol., 1897, IX, page 60).

Claisse. — Des fibromyomes et des adénomyomes de l'utérus. (Thèse, Paris, 1900).

Cornil et Ranvier. — Histologie pathologique.

Courty. — Traité pratique des maladies de l'utérus.

Doléris et Pichevin. — Introduction à la pratique gynécologique.

Duplay et Reclus. — Traité de chirurgie.

Emmet. — La pratique des maladies des femmes.

Erb. — Traité d'électrothérapie.

Essen Mœller. — Quand faut-il opérer le myome de l'utérus? (In Hygeia, sept 1905).

FRÉDÉRICQ. — La chimie caustique en gynécologie. (Archives de pharmacodynamie).

Arthur GUÉBY. — Étude sur la suppuration des fibromyomes utérins. (Thèse, Paris, 1901).

GUYOTAT. — Élimination des fibromes utérins par gangrène et suppuration. (Thèse, Lyon, 1899).

HOFMEIER. — Maladies des organes génitaux de la femme.

F. JAYLE. — L'insuffisance ovarienne. (Rev. gynéc., 1898).

LABADIE-LAGRAVE et LEGUEU. — Traité médico-chirurgical de Gynécologie.

LAQUERRIÈRE. — Étude clinique sur le traitement des fibromes utérins par la méthode d'Apostoli et, en particulier, sur ses résultats éloignés. (Thèse, Paris, 1900).

LARAT. — Traité pratique d'électricité médicale.

LA TORRE. — Fibromes utérins; traitement par l'électrolyse; leur élimination fréquente sous-muqueuse par l'électricité. (En italien).

— De l'électrolyse dans le traitement des fibromes de l'utérus. (XIII° Congrès international de Médecine de Paris, août 1900).

LE DENTU et DELBET. — Traité de Chirurgie.

G. LÉVY. — Essai théorique et clinique sur le traitement galvanique des fibromes de l'utérus. (Thèse, Paris, 1895).

LOUART. — Influence du courant continu dans les métrorrhagies. (Thèse, Lille, 1896).

A. MARTIN. — Sur les fibromyomes de l'utérus et leur traitement par l'action électro-atrophique du courant continu. (Annales de Gynéc., février-mars-avril 1879).

OSMUS et LEGROS. — Traité d'électricité médicale.

S. POZZI. — Traité de Gynécologie clinique et opératoire.

ROBIN et DALCHÉ. — Traité de Thérapeutique gynécologique.

G. DE ROUVILLE et J. MARTIN. — La mort des fibromyomes de l'utérus (nécrobiose et infection). (Arch. Gén. de Méd., 1906).

SCHŒFFER. — Résultats du traitement électrique des myomes. (Deutsch. med. Wochens. 1892).

DE SINETY. — Gynécologie.

SOUTHWICK. — Traitement des suppurations des fibromes par galvano-puncture. (Tr. am. Inst. Homœop., Philad., 1890, XIII, 298).

TERRILLON. — Hémorragies utérines et leur traitement. (Bull. Gén. de Thérapeutique, 1890).

TRIPIER. — Leçons sur les maladies des femmes. (Paris, 1883).

WEILL. — Le courant continu en Gynécologie. (Thèse, Paris, 1895).

WHITE. — Traitement électrique des affections de l'utérus. (British med. Journal, 1896).

— Traitement faradique des fibromyomes utérins. (Deutsch. med. Wochens., 1903).

A. ZIMMERN. — Traitement électrique des fibromes utérins. (Rev. de Gyn. et de Chir. abd., février-août 1901).

— Hémorragies utérines. Indications et contre-indications de leur traitement électrique. (Thèse, Paris, 1901).

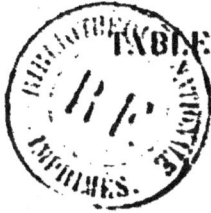

TABLE DES MATIÈRES

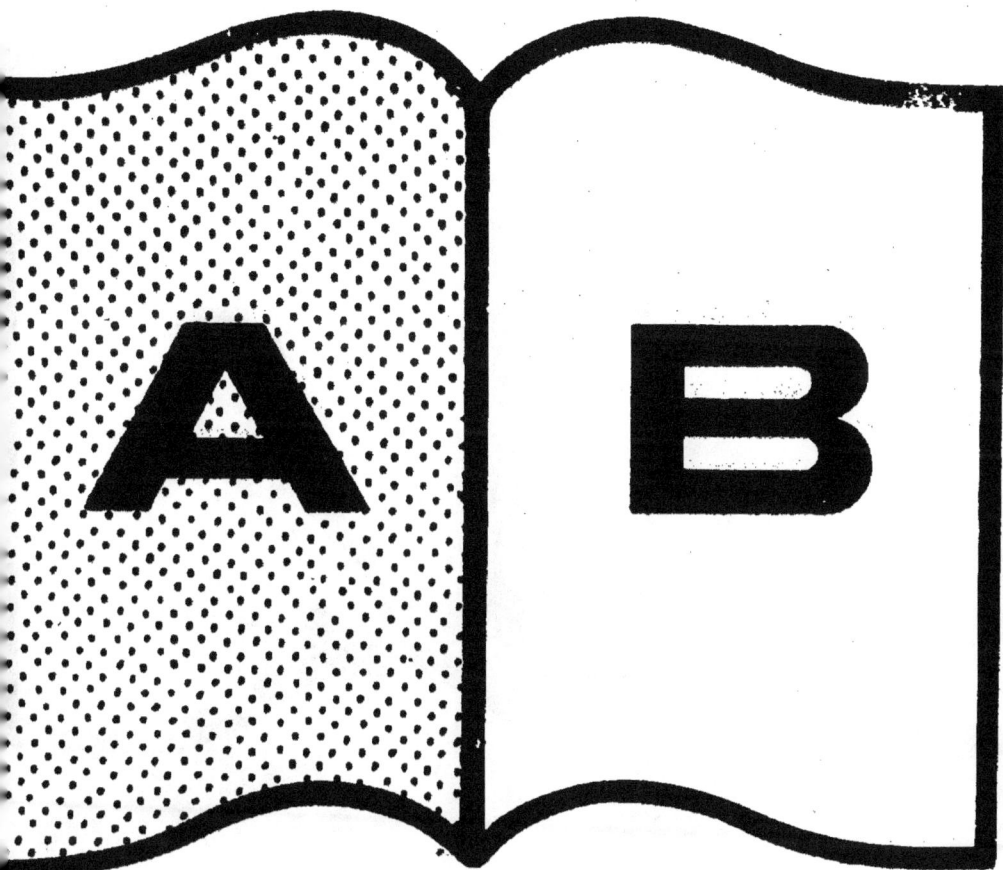

Contraste insuffisant

NF Z 43-120-14

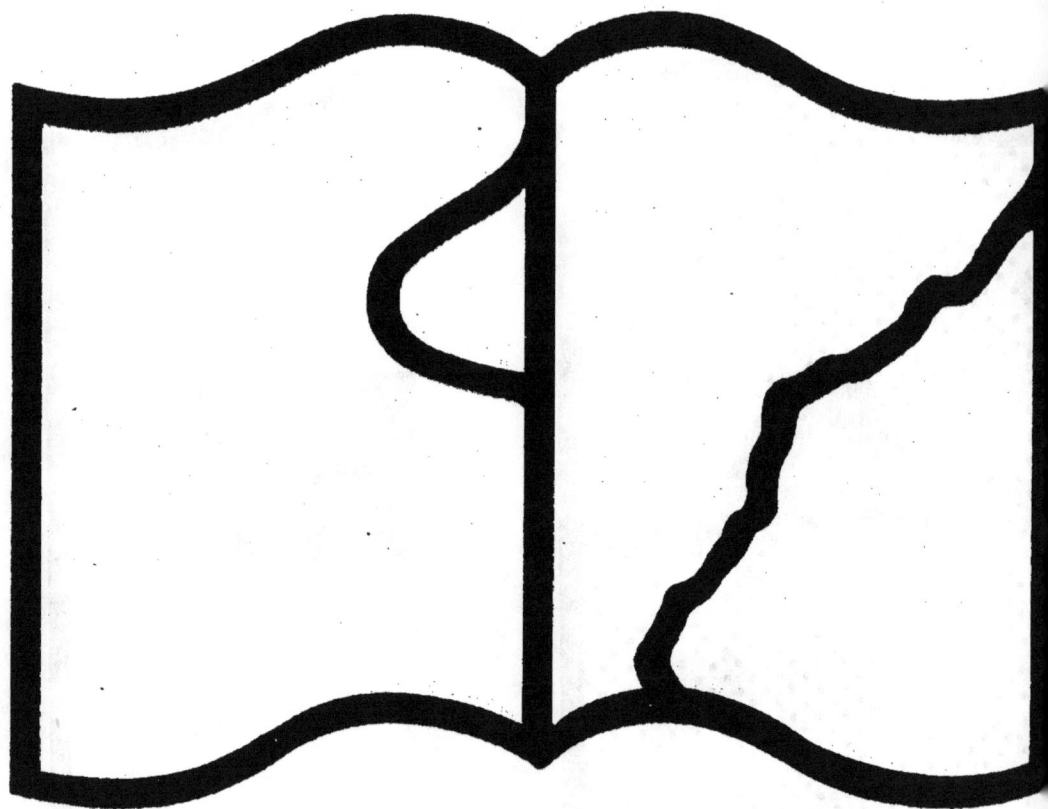

Texte détérioré — reliure défectueuse

NF Z 43-120-11

www.ingramcontent.com/pod-product-compliance
Lightning Source LLC
Chambersburg PA
CBHW070841210326
41520CB00011B/2304